RAPPORT

sur l'Expérience de Désinfection

PAR LA

FORMACÉTONE

Aldéhyde formique (méthanal) *acétonée*

(PROCÉDÉ EUGÈNE FOURNIER)

PRATIQUÉE

à l'Observatoire de Montsouris

en présence de la Commission du « Comité de perfectionnement de l'assainissement
et de la désinfection de l'Habitation », les 26 et 27 août 1898.

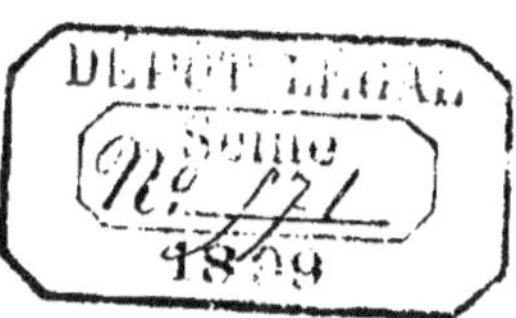

PARIS

IMPRIMERIE PAUL DUPONT

4 — RUE DU BOULOI — 4

1899

Dans sa délibération du **28** janvier **1899**, le « Comité de perfectionnement de l'assainissement et de la désinfection de l'Habitation » a autorisé **M.** Eugène Fournier à publier *in extenso* le rapport ci-contre de **M.** le Dr Miquel sur les expériences de désinfection faites les **26** et **27** août **1898**, à l'Observatoire de Montsouris, en présence de la Commission composée de **M.** le Dr A.-J. Martin suppléé par **M.** le Dr Henry Thierry, et de **M.** le Dr Miquel.

———

Le Médecin de 1re classe des Colonies, **M.** le Dr Thiroux, délégué par le Conseil supérieur de Santé, était présent.

RAPPORT

sur l'Expérience de Désinfection

PAR LA

FORMACÉTONE

Aldéhyde formique (méthanal) acétonée

(PROCÉDÉ EUGÈNE FOURNIER)

EXPÉRIENCE DU 26 AOUT 1898.

Voici les opérations proposées par M. Fournier pour parvenir à détruire les germes contenus dans la pièce mise à sa disposition à l'Observatoire de Montsouris (*Programme de l'inventeur, signé et daté du 25 août 1898*).

A sept heures et demie, projection pendant dix minutes de vapeur d'eau alcoolisée et alcalinisée (Eau : 350^{cme} ; alcool éthylique : 100^{cme} ; ammoniaque : 10^{cme}) ; après condensation, soit une heure après, arrosage du parquet de $21^{mq},34$, avec 25^{cme} de *formacétone* par mètre carré, soit :

$$25^{cm} \times 21^{mq},34 = 533^{cme}$$

Occlusion de porte et projection de : $50^{cme} \times 60^{me},831 = 3044^{cme}$ de formacétone, soit : $3/5$ de formaldéhyde $= 1825^{cme}$ — $2/5$ d'acétone saturée $= 1216^{cme}$.

Le lendemain, à $7^h,30$, projection d'une demi-heure de vapeur d'eau simple, — soit 1056^{cme} d'eau.

A onze heures, projection ammoniacale, — 50 0/0 de toute la formacétone employée, soit : $(3044 \times 533) : 2 = 1787^{cme}$.

La désinfection projetée a été effectuée les 26 et 27 août 1898, en présence de MM. les Drs Henry Thierry et Miquel, membres de la Commission de perfectionnement de la désinfection, M. Cambier, sous-chef du Service micrographique et M. Lejemble, attaché au même service.

M. Fournier était assisté de deux aides ; il fut laissé entièrement libre d'exécuter le programme écrit indiqué ci-dessus et remis le 26 août à **M. Miquel**.

DESCRIPTION DE L'EXPÉRIENCE

La pièce appartenant au Service micrographique, mise à la disposition de M. Fournier, présente les dimensions suivantes : hauteur : $2^m,85$; long. : $4^m,63$; largeur : $4^m,61$. D'où l'on déduit comme superficie du sol, $21^{mq},34$, et comme volume $60^{me},831$.

Un peu avant le début de l'expérience, on disposa dans cette pièce des cultures, de la terre, des crachats, etc., sur le sol et à diverses hauteurs, comme cela est indiqué plus bas.

L'expérience débuta le 26 août, après l'occlusion complète des joints des fenêtres et de la cheminée, par l'injection de 110^{cme}, d'un mélange de 100^{cme} d'alcool dénaturé et de 10^{cme} d'ammoniaque du commerce. Cette vaporisation dura 10 minutes, de $8^h,45$ à $8^h,55$ du matin.

Après condensation, le parquet de la pièce fut arrosé avec 533^{cme} de formacétone ; la porte fermée et calfeutrée, il fut vaporisé pendant $1^h,15$, — de $9^h,45$ à 11 heures, — 3050^{cme} du mélange suivant :

Formaldéhyde commerciale à 40 0/0 . . . . 1825^{cme}.
Acétone saturée de formaldéhyde à 20 0/0 . . . . 1215^{cme}.

Il convient de déduire de ces 3040^{cme} 145^{cme} de ce mélange trouvés dans l'autoclave, à la fin de la vaporisation.

A onze heures, l'opération est terminée et M. Fournier prétend que la désinfection ne commence qu'à partir de ce moment.

Le même jour, 26 août, injection dans la même pièce, de six heures du soir à six heures trente, de 900^{cme} de vapeur d'eau.

Le 27 août, de onze heures douze à midi quinze, vaporisation dans le même local de 1785^{cme} d'ammoniaque du commerce, soit 50 0/0 du poids total de formaldéhyde et d'acétone utilisées, tant pour l'arrosage (533^{cme}), que pour la vaporisation (3040^{cme} — 145^{cme}).

Enfin, à deux heures du soir, le 27 août, la chambre est ouverte, elle est remplie de buée et présente une odeur ammoniacale qui se dissipe rapidement.

En somme, la désinfection proprement dite, c'est-à-dire le contact des vapeurs de formacétone avec les parois et objets de la pièce, s'est étendue du 26 août, à 11 heures, jusqu'au 27 août, à 11^h,15, pendant vingt-quatre heures et quelques minutes.

Les opérations qui ont précédé et suivi la mise en train de la désinfection proprement dite ont exigé, en dehors de la mise sous pression de l'autoclave, cinq heures trente-trois minutes.

Voici la liste des objets, cultures, etc... exposés dans la pièce à l'action de la formacétone :

1° Ces expériences ont porté sur des cultures en tubes de bacille typhique, de staphylocoque pyogène blanc, de diphtérie, de charbon, de bacille mégatérium, ouverts ou fermés avec un tampon d'ouate, placées au voisinage du sol et à mi-hauteur environ de la pièce.

Quatre tubes de diphtérie sur sérum ont été exposés concurremment avec les cultures sur gélose de ce même microorganisme ;

2° Sur la terre et des poussières fines et sèches, contenues dans des tubes ouverts et fermés à la ouate ; ces tubes, couchés pendant la désinfection, contenaient de faibles quantités de terre ou de poussières, quelques décigrammes au plus, sur une hauteur de 1 millimètre.

La terre employée a été passée au tamis Wolff n° 80.

La poussière a été débarrassée de ses plus grosses impuretés au tamis Wolff, n° 60 ;

3° Sur de nombreux échantillons de cultures, de terre et de poussières, déposées sur papier et placées, soit à l'air libre, soit dans des enveloppes fermées de papier, de toile et de drap ;

4° Sur des vases cylindriques d'un diamètre de 23^{mm} et d'une hauteur de 74^{mm} placés verticalement, l'ouverture supérieure libre, et chargés à leur partie inférieure d'une couche de poussières et de terre de 2^{mm} et de 4^{mm} de hauteur ;

5° Sur de la terre et des poussières introduites dans des rainures de 2^{mm} d'épaisseur sur 2,4 et 6^{mm} de profondeur, pratiquées dans des réglettes de bois ;

6° Sur la résistance du bacille de la tuberculose mélangé à des mucosités bronchiques desséchées sur de la toile à la température ordinaire (25ᵉᵐᵉ de crachats pour un chiffon de toile de 4ᵈᵐᵠ). Ce chiffon débité par petits carrés, a été exposé à nu, sous enveloppes de papier, de toile, de drap et dans la poche d'un habit.

I. — Expérience sur les cultures.

Les cultures déposées dans la chambre soumise à la désinfection consistaient en : 4 tubes de cultures sur gélose de bacille typhique, de staphylocoque pyogène, de charbon, de mégatérium, de diphtérie, plus 2 tubes de culture de diphtérie sur sérum.

2 tubes de cultures de ces divers microorganismes furent exposés avec leur tampon, et les deux autres débouchés. Les uns furent placés en haut dans la pièce, les autres au voisinage du sol.

Après l'opération, les bactéries de ces différents tubes furent ensemencés, en opérant 3 prélèvements : le 1ᵉʳ, à la partie la plus rapprochée de l'ouverture (H) ; le 2ᵉ, dans la partie moyenne (M), et le dernier, dans la partie la plus profonde (B).

Cultures du bacille typhique sur gélose.

	TUBES FERMÉS		TUBES OUVERTS	
	Placés en haut	Placés en bas	Placés en haut	Placés en bas
H	Limpide	Altéré après 3 j.	Limpide	Altéré après 4 j.
M	Altéré après 2 j.	Altéré après 2 j	Altéré après 2 j.	Altéré après 2 j.
B	Altéré après 2 j.	Altéré après 2 j.	Altéré après 2 j.	Altéré après 2 j.

Le rajeunissement de cette espèce a été tenté dans le bouillon de peptone.

On voit que l'aldéhyde formique s'est montrée incapable de stériliser les cultures du bacille typhique dans les tubes ouverts et fermés.

Toutefois, les ensemencements pratiqués en prélevant les parties voisines de l'ouverture des tubes, ont montré un retard dans le développement de l'espèce, et dans deux cas le bouillon est resté limpide.

Cultures du staphylocoque pyogène sur gélose.

	TUBES FERMÉS		TUBES OUVERTS	
	Placés en haut	Placés en bas	Placés en haut	Placés en bas
H	Altéré après 24 h.	Altéré après 5 j.	Limpide	Limpide
M	—	Altéré après 24 h.	Altéré après 24 h.	Altéré après 24 h.
B	.	—	Altéré après 24 h.	—

Ici également ce sont les prises de culture effectuées dans la partie supérieure des tubes qui se sont montrées infécondes ou n'ont provoqué qu'un développement tardif de staphylocoques.

Cultures de diphtérie sur sérum.

	TUBES FERMÉS				TUBES OUVERTS			
	placés en haut		placés en bas		placés en haut		placés en bas	
	sérum	bouillon	sérum	bouillon	sérum	bouillon	sérum	bouillon
H M B	(¹)	retard de 4 j.		Rien		Rien		Rien
H M B	» » »	» » »	» » »	» » »	Rien	Rien	Rien	Rien

(1) Le signe + indique que l'espèce n'a pas été tuée.

Ici encore, on a souvent observé que les pièces de culture opérées dans la partie la plus élevée du tube sont restées infécondes ou n'ont donné qu'un développement tardif du bacille diphtérique.

Avec les cultures du charbon et du mégatérium beaucoup plus résistants à l'action des agents physiques et chimiques, tous les ensemencements se sont montrés positifs.

Cultures du charbon sur gélose.

	TUBES FERMÉS		TUBES OUVERTS	
	Placés en haut	Placés en bas	Placés en haut	Placés en bas
H M B	Altéré après 24 h.	Altéré après 24 h.	Altéré après 24 h.	Altéré après 24 h.

Cultures du mégatérium sur gélose.

	TUBES FERMÉS		TUBES OUVERTS	
	Placés en haut	Placés en bas	Placés en haut	Placés en bas
H M B	Altéré après 24 h.	Altéré après 24 h.	Altéré après 24 h.	Altéré après 24 h.

II. — Expériences sur les poussières et la terre en tubes ouverts et bouchés d'ouate.

4 tubes contenant quelques décigrammes de terre sèche, tamisée, sont placés horizontalement dans la pièce à désinfecter, deux d'entre eux fermés par une bourre d'ouate lâche et les deux autres complètement ouverts.

Après les opérations de la désinfection, 3 prélèvements effectués dans chacun des tubes fermés donnent, au bout de vingt-quatre heures, des bacilles divers et plus souvent le bacillus subtilis à pellicule ridée.

3 prélèvements de terre effectués dans chacun des tubes laissés ouverts provoquent plus difficilement l'altération du bouillon où cette terre est introduite au moyen d'une spatule de platine flambée.

Terre en tubes couchés.

	TUBES FERMÉS		TUBES OUVERTS	
H	Altéré après 48 h.	Altéré après 48 h.	Altéré après 30 j.	Altéré après 30 j.
M	—	—	Altéré après 8 j.	Altéré après 10 j.
B	—	—	Altéré après 20 j.	Altéré après 15 j.

On voit dans cette expérience que le coton des bourres a arrêté la majeure partie de l'aldéhyde formique.

Dans les tubes de terre laissés ouverts, les microbes si résistants du sol ont été fortement maltraités ; leur rajeunissement a demandé souvent une incubation prolongée pendant quinze à trente jours.

Les expériences qui suivent, pratiquées avec les poussières, démontrent que l'aldéhyde formique a sur elles une action microbicide plus efficace.

Poussières d'appartements en tubes couchés.

	TUBES FERMÉS		TUBES OUVERTS	
	Placés en haut	Placés en bas	Placés en haut	Placés en bas.
H	Limpide.	Altéré après 2 j.	Limpide.	Louche après 30 j.
M	Altéré après 15 j.	Altéré après 5 j.	—	Limpide.
B	Altéré après 15 j.	Altéré après 2 j.	—	—

On peut considérer comme ayant été stérilisées les poussières contenues dans les tubes ouverts placés au voisinage du sol ou dans la hauteur de la pièce soumise à la désinfection.

III. — Cultures, terre et poussières fixées
sur papier et exposées à couvert et à découvert
à l'action de la formacétone.

Dans ces expériences, les cultures ont été déposées sur papier chardin et desséchées à la température ordinaire durant vingt-quatre heures.

La terre et les poussières émulsionnées avec un peu d'eau ont été, comme les cultures, déposées sur le papier.

En général, 3 échantillons de papier étaient placés à couvert dans une enveloppe de papier fermée et 3 échantillons placés directement au contact de l'atmosphère de la pièce.

Diphtérie sur papier.

	SOUS ENVELOPPE		A NU	
	Placés en haut.	Placés en bas	Placés en haut	Placés en bas
1er flacon.	Limpide.	Limpide.	Limpide.	Limpide.
2e flacon.	—	—	—	—
3e flacon.	—	—	—	Altérat. accident.

Quarante-huit heures après, le bacille de la diphtérie, conservé dans les mêmes conditions comme témoin au laboratoire, fécondait 3 flacons de bouillon.

Bacille typhique sur papier.

	SOUS ENVELOPPE		A NU	
	Placés en haut	Placés en bas	Placés en haut	Placés en bas
1er flacon.	Limpide.	Limpide.	Échantillon égaré.	Limpide.
2e flacon.	—	—	—	—
3e flacon.	—	—	—	—

Cette expérience avec le bacille typhique doit être considérée sans valeur par la raison que les trois échantillons témoins sur papier de ce bacille n'ont pu déterminer aucune végétation.

Staphylocoque sur papier.

	SOUS ENVELOPPE		A NU	
	Placés en haut	Placés en bas	Placés en haut	Placés en bas
1er flacon.	Limpide.	Limpide.	Moisissure accid.	Limpide.
2e flacon.	—	—	Limpide.	Subtilis accid.
3e flacon.	—	—	—	Limpide.

Les papiers témoins conservés au laboratoire ont peuplé les vases de bouillon où ils ont été introduits de staphylocoques en moins de quarante-huit heures.

Charbon sur papier.

	SOUS ENVELOPPE		A NU	
	Placés en haut	Placés en bas	Placés en haut	Placés en bas
1er flacon.	Limpide.	Limpide.	Limpide.	Moisissure acc.
2e flacon.	—	—	Coccus accident.	Limpide.
3e flacon.	—	—	Limpide.	—

Les trois témoins conservés au laboratoire ont fourni au bout de quarante-huit heures des flocons abondants de bactéridie charbonneuse.

Mégatérium sur papier.

	SOUS ENVELOPPE		A NU	
	Placés en haut	Placés en bas	Placés en haut	Placés en bas
1er flacon.	Limpide.	Limpide.	Limpide.	Moisissure acc.
2e flacon.	Altéré.	—	—	Limpide.
3e flacon.	Limpide.	—	—	—

Trois témoins conservés au laboratoire ont altéré le bouillon en moins de vingt-quatre heures.

Terre sur papier.

	SOUS ENVELOPPE		A NU	
	Placés en haut	Placés en bas	Placés en haut	Placés en bas
1er flacon.	Limpide.	Limpide.	Limpide.	Limpide.
2e flacon.	—	—	—	Moisissure acc.
3e flacon.	—	—	—	Limpide.

Les trois témoins gardés en réserve ont altéré le bouillon de peptone en moins de vingt-quatre heures, en donnant à la surface de ce milieu nutritif une pellicule épaisse et ridée.

Poussières sur papier.

	SOUS ENVELOPPE		A NU	
	Placés en haut	Placés en bas	Placés en haut	Placés en bas
1er flacon.	Limpide.	Limpide.	Limpide.	Limpide.
2e flacon.	—	—	—	—
3e flacon.	—	—	—	—

Les trois échantillons de poussières témoins ont altéré profondément le bouillon, qui s'est recouvert tardivement de bacillus subtilis.

Le bacille typhique et le bacille de la diphtérie étant jugés moins résistants que les autres microorganismes soumis à l'action des vapeurs de formaldéhyde, on n'a pas répété avec eux les expériences qui ont été faites sous des enveloppes de drap et de toile avec le staphylocoque pyogène, le mégatérium, la terre et les poussières.

Dans les expériences suivantes, les papiers contaminés par les microbes sont toujours restés enfermés dans des enveloppes de drap et de toile.

Sous enveloppe d'étoffe.

	Staphylocoque	Charbon	Mégatérium	Terre	Poussières
De drap :					
1er flacon ..	Limpide	Limpide	Limpide	Limpide	Limpide
2e flacon ..	—			—	—
3e flacon ..	—				
De toile :					
1er flacon ..	Limpide	Limpide	Limpide	Limpide	Limpide
2e flacon ..	—	—	—		
3e flacon ..	—	—	—	—	

Il est donc incontestable que les vapeurs d'aldéhyde formique dégagées dans la pièce à désinfecter ont été capables d'anéantir, au travers des enveloppes de papier, de toile et de drap, des microbes très résistants placés en couche mince sur une lame de papier chardin.

Les expériences qui vont suivre sont encore plus remarquables, car elles établissent que l'aldéhyde formique a un pouvoir pénétrant très manifeste quand on lui donne le temps d'agir (Mémoire du Dr Miquel, *Désinfection des poussières sèches des appartements*, 1895, p. 89).

IV. — Action de la formacétone sur des couches de poussières et de terre tamisées de 2 et de 4 mm. de hauteur.

Quatre vases de verre cylindriques à fond plat, d'un diamètre égal à $0^m,025$ et d'une hauteur de $0^m,074$, reçurent : deux d'entre eux, une couche de $0^m,002$ de poussières, et les deux autres une couche de $0^m,004$ des mêmes poussières, puis ils furent exposés verticalement, après avoir été débarrassés de leur bourre de coton, dans la pièce soumise à la désinfection.

POUSSIÈRES

Tube exposé au voisinage du sol et contenant une couche de $0^m,002$ de poussières.

Ces poussières, soumises à l'analyse, ont seulement accusé par gramme 28 colonies bactériennes et 20 colonies de moisissures.

Tube exposé au voisinage du sol et contenant une couche de $0^m,004$ de poussières.

Ces poussières, soumises à l'analyse, ont donné : 84 colonies et 30 moisissures.

Tube exposé en haut et contenant une couche de $0^m,002$ de poussières.

Ces poussières, soumises à l'analyse, ont donné : 84 colonies et 60 moisissures.

Tube exposé en haut et contenant une couche de $0^m,004$ de poussières.

Ces poussières, soumises à l'analyse, ont donné : 250 colonies et 90 moisissures.

La poussière témoin, conservée à l'abri de l'aldéhyde formique, accusait en même temps 2,862,000 bactéries et 19,700 moisissures.

C'est donc dire que les poussières exposées dans les quatre tubes qui viennent d'être mentionnés ont été à peu près complètement stérilisées.

TERRE

Tube exposé au voisinage du sol et contenant une couche de 0^m,002 de terre.

Cette terre, soumise à l'analyse, a accusé : 88 colonies bactériennes et 40 moisissures.

Tube exposé au voisinage du sol et contenant une couche de 0^m,004 de terre.

Cette terre, soumise à l'analyse, a accusé : 120 colonies et 40 moisissures.

Tube exposé en haut et contenant une couche de 0^m,002 de terre.

Cette terre, soumise à l'analyse, a accusé : 142 colonies et 45 moisissures.

Tube exposé en haut et contenant une couche de 0^m,004 de terre.

Cette terre, soumise à l'analyse, a accusé : 616 colonies et 65 moisissures.

La terre témoin, conservée à l'abri de l'aldéhyde formique, a accusé 940,000 bactéries et 82,800 moisissures.

Ces résultats peuvent être condensés dans le tableau suivant :

POUSSIÈRES EN VASES CYLINDRIQUES

Couche de 2 millimètres	Couche de 4 millimètres
Bas .... { 28 bactéries. / 20 moisissures.	Bas .... { 84 bactéries. / 30 moisissures.
Haut ...... { 84 bactéries. / 60 moisissures.	Haut ...... { 250 bactéries. / 90 moisissures.
Poussières témoin...... { 2.862.000 bactéries. / 19.700 moisissures.	

TERRE EN VASES CYLINDRIQUES

Couche de 2 millimètres	Couche de 4 millimètres
Bas .... { 88 bactéries. / 40 moisissures.	Bas .... { 120 bactéries. / 40 moisissures.
Haut ...... { 142 bactéries. / 45 moisissures.	Haut ...... { 616 bactéries. / 65 moisissures.
Terre témoin........... { 940.000 bactéries. / 82.800 moisissures.	

V. — Terre et poussières exposées dans des rainures de 0^m,002 d'épaisseur.

Il serait trop long d'exposer en détail les résultats des analyses obtenues avec la poussière et la terre introduites dans des rainures d'une largeur uniforme de 0^m,002 et d'une profondeur de 0^m,002, 0^m,004, et 0^m,006. Il me suffira de condenser les chiffres obtenus dans un tableau analogue au précédent.

POUSSIÈRES EXPOSÉES DANS DES RAINURES DE		
	2 millimètres	4 millimètres	6 millimètres
Bas...............	0 bactérie. 0 moisissure.	30 bactéries. 0 moisissure.	672 bactéries. 60 moisissures.
Haut...............	0 bactérie. 0 moisissure.	30 bactéries. 0 moisissure.	300 bactéries. 60 moisissures.
Témoin................	2.862.000 bactéries. 19.700 moisissures.		

TERRE EXPOSÉE DANS DES RAINURES DE :		
	2 millimètres	4 millimètres	6 millimètres
Bas...............	200 bactéries. 0 moisissure.	330 bactéries. 0 moisissure.	660 bactéries. 85 moisissures.
Haut...............	0 bactérie. 20 moisissures.	40 bactéries. 0 moisissure.	Numération impossible. Envahissement général.
Témoin................	940.000 bactéries. 82.800 moisissures.		

VI. — Expériences avec le bacille de Koch.

Les produits tuberculeux soumis à l'action de la formacétone consistaient en crachats de tuberculeux, très riches en bacilles de Koch, desséchés sur un morceau de linge de toile.

N° 1. — Linge tuberculeux dans une enveloppe de papier.

N° 2. — Linge tuberculeux exposé librement à l'action des vapeurs aldéhydiques.

N° 3. — Linge tuberculeux placé dans la poche d'un vêtement.

N° 4. —   —   —   une enveloppe de drap.

N° 5. —   —   —   une enveloppe de toile.

Deux échantillons de linge infecté, les n°s 6 et 7 n'ayant pas été soumis à l'action des vapeurs antiseptiques, ont servi de témoins.

Après l'expérience du 26 août 1898, tous les fragments de linge souillés de crachats ont été délayés dans de l'eau stérile, et les liquides légèrement louches ainsi obtenus ont été, après décantation, injectés à des lapins dans la veine marginale de l'oreille.

Sur les deux lapins inoculés avec les témoins, un seul est mort dans la nuit du 21 au 22 septembre avec des lésions tuberculeuses généralisées, surtout apparentes dans les poumons, le foie et la rate, où le bacille de Koch a pu être aisément décelé.

L'autre lapin inoculé avec l'eau de lavage du second linge témoin est aujourd'hui en bonne santé après avoir maigri et présenté de la diarrhée durant une semaine.

Linges exposés à l'action de la formacétone.

Le lapin n° 1, qui avait reçu les produits du linge placé sous enveloppe de papier, pesait 840 grammes avant l'inoculation. Il est mort le 19 septembre, pesant 892 grammes ; l'autopsie a révélé des lésions de granulie.

Le lapin n° 3, inoculé avec les produits du linge placé dans la poche d'un vêtement, pesait 513 grammes. Il présenta, comme, du reste, tous ses congénères morts, de la diarrhée profuse, et succomba le 23 septembre, pesant 680 grammes. L'autopsie et l'examen des ganglions mésentériques indurés et volumineux montrèrent le bacille de Koch.

Le lapin n° 4, inoculé avec les produits tuberculeux du linge placé dans un sachet de drap, pesait 830 grammes au moment de l'injection ; il mourut le 23 septembre, pesant 850 grammes. A l'autopsie, mêmes lésions que pour les lapins précédents. Les coupes du foie ont montré le bacille de Koch.

Le lapin n° 5, inoculé avec les produits tuberculeux du linge placé sous enveloppe de toile, est mort le 28 septembre, avec les lésions déjà signalées. La pulpe splénique, examinée après coloration, a montré le bacille de Koch.

Quant au lapin n° 2, inoculé avec les crachats desséchés sur le linge placé au contact direct des vapeurs d'aldéhyde formique, il pesait, au moment de l'injection, 840 grammes. Il présenta d'abord de la diarrhée et de l'amaigrissement, mais se remit bientôt à engraisser. Il est actuellement en bonne santé et pesait le 3 octobre dernier, 1,287 grammes.

Sur 6 lapins témoins non inoculés, tous sont aujourd'hui en bonne santé, et n'ont présenté, depuis le 29 août, le moindre trouble morbide.

En somme, le lapin inoculé avec les crachats desséchés exposés à l'action directe de la formacétone a survécu avec un des lapins inoculés avec l'eau de lavage d'un fragment de linge témoin. Il n'est donc pas rationnel de conclure que la formacétone a tué à coup sûr les bacilles du linge n° 2, puisque le même résultat a été obtenu avec un linge n'ayant subi aucune désinfection.

CONCLUSIONS

Il résulte des expériences qui précèdent :

1° Que diverses cultures en tubes bouchés à la ouate n'ont été que faiblement touchées ; que les mêmes cultures en tubes ouverts n'ont été que partiellement stérilisées dans les parties les plus voisines de l'ouverture ;

2° Que le coton s'est opposé à la pénétration des vapeurs désinfectantes dans les tubes renfermant des poussières et de la terre, tandis que les germes de cette poussière et de cette terre ont été fortement influencés, souvent totalement détruits, dans les tubes ouverts ;

3° Que les cultures exposées à l'état sec et à nu, comme celles protégées par des enveloppes de papier, de toile et de drap ont été complètement stérilisées ;

4° Que les microbes de la terre et des poussières soumis à l'action des vapeurs formaldéhydiques, sous des couches de $0^m,002$, $0^m,004$ et $0^m,006$, soit dans des tubes largement ouverts, soit dans des fentes pratiquées dans du bois, ont été tués à peu près complètement ;

5° Mais qu'au contraire le bacille de la tuberculose déposé avec du mucus bronchique, desséché sur de la toile, a résisté victorieusement à l'action désinfectante.

Il reste toutefois incertain si le seul échantillon exposé au contact direct des vapeurs a été stérilisé ou si les bacilles qu'il contenait n'ont pu se développer dans le corps de l'animal qui les a reçus en injection.

En terminant, nous devons faire remarquer que l'expérience des 26 et 27 août, pratiquée devant la Commission de perfectionnement de la désinfection, est une de celles qui a fourni les résultats les plus encourageants, mais il importe aussi d'ajouter qu'elle a duré vingt-quatre heures et que la dose d'aldéhyde formique répandue par mètre cube d'air s'est élevée à 18 grammes, soit à 1,080 grammes pour une pièce cubant 60 mètres cubes.

Paris, le 3 décembre 1898.

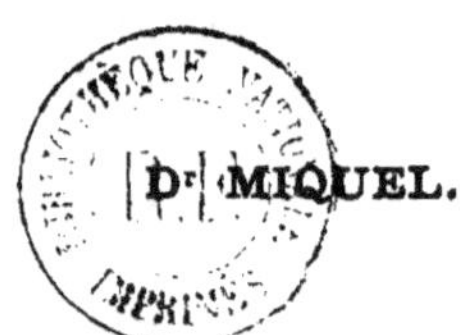

Dr MIQUEL.

Paris.—Imp. PAUL DUPONT (Cl.) - - 128.2.99.

Paris, le 10 février 1899.

Toutes mes expériences de désinfection au moyen de l'aldéhyde formique ou méthanal ne m'ayant jamais donné que des résultats microbiologiques absolument incomplets, par suite de sa non-pénétration des étoffes et des tissus, je me suis appliqué à lui associer un véhicule pouvant lui faciliter cette fonction.

De tous les produits que j'ai essayés, l'acétone m'a paru l'adjuvant le mieux approprié, en raison de ses propriétés physiques et chimiques ; de plus l'acétone, sur le pouvoir bactéricide de laquelle je n'avais aucune donnée sérieuse, jouit de propriétés insecticides considérables, dépassant de beaucoup celles du méthanal.

Depuis le dépôt à l'Académie de médecine (Bulletin de l'Académie de médecine, séance du 22 mars 1898) de mon mémoire sur le **Stérilisateur autoclave portatif à trois fonctions,** *et sur le* **procédé de désinfection par la formacétone,** *les résultats obtenus ont été de plus en plus complets.*

Mes dernières expériences, notamment celles qui ont suivi la désinfection pratiquée à l'hôpital militaire du Val-de-Grâce, les 22 et 23 décembre 1898, m'ont fait apporter d'importantes modifications au procédé et les résultats actuels tendent à démontrer le problème de la désinfection pratique des locaux comme résolu.

La stérilisation des poussières est complète dans des enveloppes fermées de papier, de drap épais et d'autres étoffes, et sous des épaisseurs de un à cinq millimètres dans des rainures de parquets, et les microbes, même ceux qui sont considérés comme les plus résistants, sont détruits. Quant aux crachats tuberculeux desséchés sous des épaisseurs variables, mes précédentes expériences établissent qu'on ne pourrait arriver à désinfecter au moyen de gaz ou de vapeurs à la température ambiante et sans pression, une substance solide, dure et cornée comme celle des crachats desséchés, qu'autant que le contact de la vapeur d'eau serait préalablement assez prolongé pour la ramollir et la désagréger.

Mais comme dans la pratique, **en dehors des poussières disséminées, qui sont de beaucoup les plus importantes et dont la stérilisation est complète,** *il s'agit de parquets, de planchers ou de sols souillés par des crachats ou par des déjections quelconques, on doit obtenir toutes les garanties désirables, en faisant précéder la projection des vapeurs désinfectantes d'un lavage à l'eau tiède additionnée, au dernier moment, de formacétone, de formaldéhyde, ou même d'eau de Javel.*

Les linges de corps, mouchoirs, serviettes, etc., doivent être passés au lessivage.

Mes expériences en cours sur les propriétés microbiologiques de l'acétone, sur l'emploi du triméthanal ou trioxyméthylène et sur la désinfection des matelas par la **formacétone** *feront l'objet d'une communication spéciale.*

Eugène FOURNIER.